$T_c \, ^{49}_{8}$

RÈGLEMENT

DU

CONSEIL DE SALUBRITÉ

DU DÉPARTEMENT

DES BOUCHES-DU-RHÔNE.

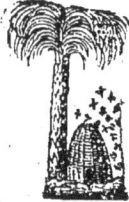

MARSEILLE.

Imprimerie d'Achard, marché des Capucins, nº 4.

1840.

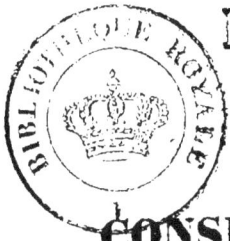

RÈGLEMENT

DU

CONSEIL DE SALUBRITÉ

DU DÉPARTEMENT DES BOUCHES-DU-RHÔNE.

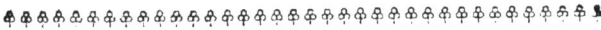

TITRE PREMIER.

Attributions du Conseil.

ARTICLE PREMIER. Le Conseil comprend dans ses attributions les épidémies, les épizooties, les maladies contagieuses, celles que peut faire naître le voisinage des rivières, des étangs et des marais, etc., la statistique médicale, les mouvements de la population, la surveillance des marchés pour ce qui concerne la qualité des aliments, la surveillance des fabriques, manufactures et ateliers établis et à établir, qui par leur nature peuvent être insalubres, incommodes ou dangereux ; il visite, dans l'intérêt de la salubrité, les établissements publics, tels que les théâtres, temples, prisons, etc.

Enfin, le Conseil exerce sa surveillance sur tout ce qui intéresse la santé publique dans le département des Bouches-du-Rhône, et se livre à tous les travaux impliqués dans les termes du décret du 15 octobre 1810 et de l'ordonnance royale du 14 janvier 1815.

Aᴿᴛ. 2. Le Conseil propose à Monsieur le Préfet les mesures de salubrité que les circonstances peuvent rendre nécessaires, et ses vues pour remédier aux abus contraires au maintien de la santé et de la salubrité publiques.

TITRE II.

Composition du Conseil.

Aᴿᴛ. 3. Le Conseil est composé de douze membres titulaires et de trois membres adjoints.

Messieurs les Ingénieurs des ponts-et-chaussées des Bouches-du-Rhône et des mines sont membres nés du Conseil.

Ils sont convoqués lorsque le Conseil juge avoir besoin, pour l'éclairer, de leurs connaissances spéciales.

ART. 4. A mesure que des places de membres titulaires seront vacantes, elles seront remplies par des membres adjoints, jusqu'à ce que le Conseil soit composé de dix membres titulaires et de cinq adjoints.

ART. 5. Les membres titulaires et adjoints seront pris parmi les docteurs en médecine ou en chirurgie, et parmi les personnes qui s'occupent d'une manière spéciale et pratique des sciences physiques et chimiques.

ART. 6. La nomination des membres adjoints est faite par Monsieur le Préfet, sur une liste triple de candidats, présentée par les titulaires.

TITRE III.

Travaux du Conseil.

ART. 7. Le Conseil se réunit deux fois par mois, les premier et troisième lundis de chaque mois.

ART. 8. Indépendamment de ces deux séances mensuelles, il peut y avoir des séances extraordinaires dont le président détermine l'opportunité.

ART. 9. Les travaux du Conseil sont divisés en permanents et en accidentels.

ART. 10. Les travaux permanents du Conseil sont ceux qu'entraîne la surveillance qu'il exerce conformément à l'article 1er du règlement.

ART. 11. Les travaux accidentels comprennent les ateliers, fabriques et manufactures à établir, et généralement tous les objets pour lesquels il est consulté par les autorités.

Les faits particuliers qui ressortent des attributions du Conseil, et tous ceux qui lui sont signalés par les sections qui s'occupent des travaux permanents, font aussi partie des travaux accidentels.

ART. 12. Le Conseil désavoue toute communication qui serait faite en son nom, à Monsieur le Préfet ou à tout autre autorité constituée, si le contenu n'a pas été adopté en séance, et s'il n'est pas revêtu de la signature du président, et du secrétaire.

ART. 13. Le conseil publie tous les ans un compte rendu de ses travaux ; il se réserve, en outre, de donner de la publicité aux rapports ou mémoires de ceux de ses membres qui lui paraîtront le mériter.

TITRE IV.

Des Commissions.

Art. 14. L'année commencera pour la distribution des travaux du Conseil et pour le renouvellement du bureau, au 1er octobre de chaque année.

Art. 15. A la première séance de chaque année, le Conseil décide sur quels objets il exercera plus spécialement sa surveillance pendant l'année suivante.

Art. 16. A cette séance, le Conseil se forme en cinq sections composées de trois membres chacune, pour la distribution des travaux permanents spécifiés par l'article précédent, et par les articles 1er et 10.

Le président désigne les membres qui doivent composer chaque section.

Art. 17. Des commissions spéciales sont nommées pour les travaux accidentels sur lesquels le Conseil juge ne pouvoir prononcer séance tenante.

Art. 18. Ces commissions sont composées de trois membres, ou d'un plus grand nombre si le Conseil le juge nécessaire.

Art. 19. Le Conseil forme deux listes de ses membres, l'une composée des médecins, et l'autre

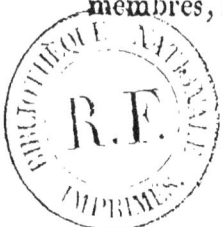

1 *

des pharmaciens ou chimistes. Les commissions pour les travaux accidentels sont nommées d'après l'ordre d'inscription sur ces listes, en commençant par les premiers inscrits et continuant successivement jusqu'au dernier, pour commencer de nouveau, en suivant le même ordre, lorsque ces listes sont épuisées.

Les commissions sont composées de médecins et de pharmaciens ou chimistes, et en majorité des uns ou des autres, selon que le Conseil le juge nécessaire.

Art. 20. Les seuls membres présents à la séance peuvent être appelés à former ces commissions, et en cas d'absence d'un membre qui devrait faire partie d'une commission, on prend le membre présent inscrit immédiatement sur la liste.

Art. 21. Chaque commission, après avoir procédé à l'examen de la question qui lui est soumise, nomme son rapporteur.

Art. 22. Les expériences et analyses nécessaires à la solution des questions proposées doivent se faire en commission.

Art. 23. Toute commission fait un rapport écrit, ou du moins, donne par écrit des conclusions motivées. Ce rapport ou ces conclusions ne sont présentés au Conseil que lorsqu'ils ont été lus à la commission, adoptés et signés par la majorité de ses membres.

ART. 24. A la séance qui suit la nomination
d'une commission, celle-ci est tenue, si elle ne
fait pas son rapport, de fixer l'époque où elle
pourra le présenter.

ART. 25. Chaque section chargée d'une partie
des travaux permanents, fait son rapport, tous
les ans, au Conseil, avant le premier juin.

TITRE V.

Attributions et obligations des divers membres du Conseil.

ART. 26. Les membres titulaires du Conseil
ont seuls le droit de voter dans toutes les questions d'administration, telles que : élection, pro-
positions réglementaires, fixation de budget et
autres objets de finances.

ART. 27. En tant que besoin en adviendra,
les questions financières, telles que répartitions
ou demandes d'honoraires, réclamations de dé-
bours, fixation ou demandes d'augmentation de
budget, seront discutées et arrêtées dans les
séances administratives.

ART. 28. Les Membres adjoints assistent aux
séances, font partie des commissions tant perma-
nentes qu'accidentelles, et ont voix délibérative

dans toutes les questions scientifiques; ils ne sont point convoqués aux séances où le conseil ne devra s'occuper que d'objets purement administratifs.

Art. 29. Le membre du Conseil titulaire ou adjoint qui, dans le cours de l'année, se sera absenté douze fois soit des séances mensuelles, soit des séances des commissions, sera censé avoir donné sa démission.

Art. 30. Toute absence motivée par un voyage, une maladie ou un empêchement majeur n'encourra point de pénalité.

Art. 31. L'absence devra être justifiée par une lettre écrite au Conseil ou au président, ou adressée au lieu de la réunion de la commission avant la seance. Les motifs de l'absence seront appreciés par le Conseil.

TITRE VI.

Du Bureau.

CHAPITRE PREMIER.

Du Président.

Art. 32. Le Conseil a un président et un vice-président, un secrétaire et un bibliothécaire.

ART. 33. M. le Préfet est président-né du Conseil.

En absence du président, le Conseil est présidé par un vice-président nommé annuellement par M. le Préfet sur une liste triple de candidats présentée par le Conseil.

ART. 34. En absence du vice-président, le Conseil est présidé par celui de ses membres qui figure le premier sur la liste de présentation.

ART. 35. Les attributions du président sont d'ouvrir et de lever les séances, d'y maintenir l'ordre en faisant exécuter le règlement, de mettre les matières en délibération, de résumer les discussions, de mettre aux voix les différentes questions qui sont en délibération, d'énoncer le résultat des votes, de signer les procès verbaux et tous les actes émanés du conseil.

—

CHAPITRE II.

Du Secrétaire.

ART. 36. Le Secrétaire est nommé tous les ans par Monsieur le Préfet, sur une liste triple de candidats, présentée par le Conseil.

ART. 37. Il est remplacé, en cas d'absence, par

celui des membres du Conseil qui figure le premier sur la liste de présentation.

Art. 38. Le secrétaire rédige, lit et signe les procès verbaux des séances, ainsi que tous les actes émanés du Conseil; il fait lecture de toutes les pièces qui sont adressées au Conseil; il est chargé de la correspondance; il informe par écrit les membres du conseil des jours et heures des réunions, en mentionnant les objets à l'ordre du jour sur le billet de convocation.

Art. 39. La rédaction du compte rendu annuel est confiée au secrétaire; il le présentera à l'approbation du Conseil, chaque année, avant le mois d'août; il ne pourra le livrer à la publicité qu'après cette approbation.

CHAPITRE III.

Du Bibliothécaire.

Art. 40. Le Conseil nomme, tous les ans, au scrutin, un bibliothécaire.

Art. 41. Le bibliothécaire présentera, chaque année, au Conseil, un compte rendu de l'état de la bibliothèque et de ses besoins; il est chargé de faire rentrer les ouvrages empruntés par les membres du Conseil.

ARTICLE ADDITIONNEL. Toute modification au présent règlement ne pourra se faire sans proposition préalable, prise en considération dans une séance antérieure à celle où elle sera portée à l'ordre du jour et discutée ; elle n'aura effet réglementaire qu'après l'approbation de Monsieur le Préfet.

Ce règlement, présenté au Conseil de salubrité, par une commission prise dans son sein, après une discussion préalable, a été adopté, dans sa séance du 30 *décembre* 1839.

SIGNÉS : ROUSSET , *Vice-Président.*

ROBERT , *Secrétaire.*

Vu et approuvé par Nous, Conseiller d'État, Préfet du département des Bouches-du-Rhône.

Marseille, le 20 *février* 1840.

A. DE LA COSTE.

Marseille. — Imprimerie d'Achard, marché des Capucins, n. 4.

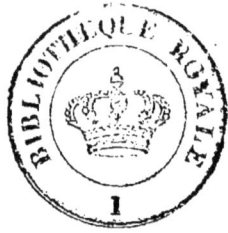

www.ingramcontent.com/pod-product-compliance
Lightning Source LLC
Chambersburg PA
CBHW050439210326
41520CB00019B/5994